CROUP

ET

ÉPIDÉMIES MIASMATIQUES

ESSAIS

Sur l'emploi de quelques préparations phéniques.

Mémoire présenté à l'Académie de Médecine le 22 Novembre 1864,

PAR L. HERLAND,

Ex-officier de santé de la Marine Impériale, Pharmacien de 1re Classe

A LAVAL (Mayenne).

> Toutes les questions qui ont pour objet
> la santé publique prennent rang à juste
> titre parmi les intérêts les plus sérieux
> dont on puisse se préoccuper.
>
> Amb. Tardieu.

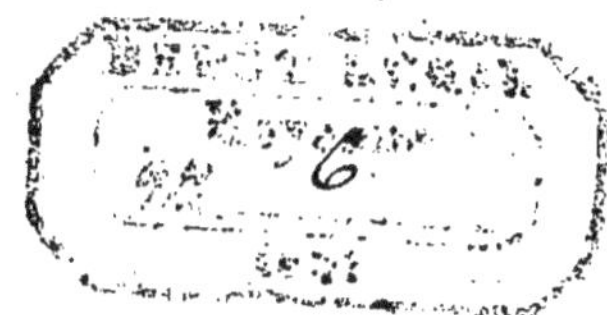

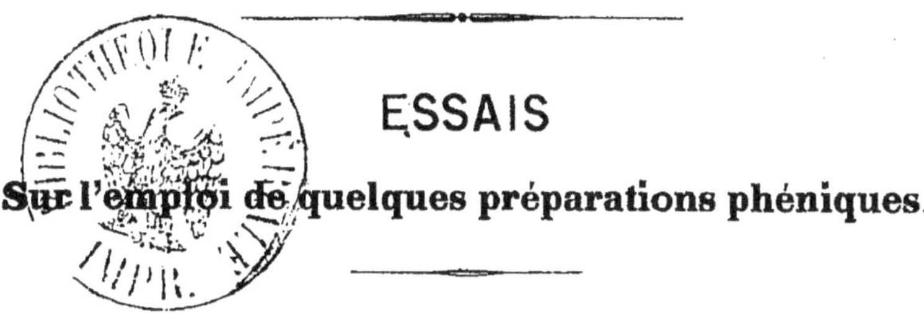

Laval, typ. de Léon MOREAU, rue du Lieutenant

1865.

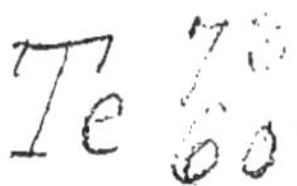

NOTA.

Quelques unes des considérations qu'on va lire ont été puisées
aux sources suivantes :

1° Leçons de clinique de l'Hôtel-Dieu (Trousseau) ;

2° Traité de la contagion (Ch. Anglada) ;

3° Recherches sur la contagion, l'incubation, et l'inoculabilité
du croup (Dʳ Peter) ;

4° Considérations pratiques sur le croup et l'angine Couenneuse (Dʳ Dubest de Pont-Chateau).

ESSAIS

Sur l'emploi de quelques préparations phéniques.

CROUP

(DIPHTÉRIE LARYNGO-TRACHÉALE).

CHAPITRE I.

MÉDICATION PRÉVENTIVE.

EMPLOI DES FUMIGATIONS PHÉNIQUES.

Ce serait faire preuve d'une grande ignorance, en ce qui touche à la pathogénie et à la thérapeutique du Croup, que de vouloir patroner de prétendus spécifiques pour la guérison d'une maladie dont, autant que qui que ce soit, nous connaissons la redoutable gravité et le pronostic assez ordinairement fâcheux. Il ne faut pas se dissimuler, en effet, que la diphtérie laryngo-trachéale, malgré des travaux étiologiques nombreux et pleins d'intérêt, vient déjouer trop souvent, malheureusement, les médications les plus énergiques et les mieux appropriées, et jeter parfois le doute et le découragement dans l'esprit des médecins les plus recommandables d'ailleurs par leur intelligence et leur savoir pratique.

Et qu'on ne nous accuse pas d'exagérer à plaisir. « Il y a « quelques années, c'est M. Trousseau qui parle, M. Ramon et « moi, nous eûmes la mission d'étudier l'épidémie de Croup et « d'Angine maligne qui décimaient la Sologne. En arrivant sur « les lieux, nous trouvâmes les médecins du pays découragés à « ce point, par l'insuccès de leurs médications, que plusieurs « d'entr'eux ne voulaient plus voir les malades; les curés eux- « mêmes nous affirmaient que toutes les personnes atteintes « du mal de gorge blanc (c'est ainsi que dans le pays on désignait le « Croup) mouraient inévitablement. »

Ces paroles qu'avec le prestige de son nom et l'autorité de sa haute valeur scientifique, M. Trousseau laissait tomber, il y a quelques années, du haut de la chaire de clinique de l'Hôtel-Dieu, ne justifient-elles pas la consternation et l'effroi que répand au milieu de nos populations l'annonce seule de l'invasion de ce redoutable fléau, le Croup.

A défaut de médication d'une efficacité reconnue, il nous a semblé qu'il ne serait peut-être pas inopportun de demander à l'hygiène, les moyens de combattre, dans une certaine mesure, du moins, l'invasion de cette affreuse maladie. Ne pouvant guérir que bien rarement, hélas! pourquoi ne pas essayer de prévenir.

Pour faire apprécier nettement le but de nos recherches et notre point de départ, qu'on nous permette quelques considérations rapides touchant l'étiologie et la pathogénie du Croup.

Essentiellement contagieuse de sa nature, la diphtérie croupale est susceptible, dans certaines conditions, de se propager épidémiquement. Elle s'observe en toute saison, principalement quand règnent les vents froids et humides, les brumes épaisses, c'est-à-dire aux époques où les affections catarrhales des bronches et de la poitrine sont les plus communes. Elle n'épargne aucun âge, tout en sévissant d'une manière plus terrible pourtant sur les jeunes enfants de trois à six ans.

Sa marche est en général des plus insidieuses, en ce sens que les symptômes généraux dont l'affection s'accompagne, à son début, n'ont d'abord aucun caractère sérieusement alarmant et ne permettent le plus souvent de soupçonner la gravité du mal que lorsqu'il est déjà trop tard pour y porter remède.

Les manifestations morbides de la diphtérie croupale affectent ordinairement une prédilection marquée pour les canaux aériens. Elles suivent dans leur développement, sur le parcours des muqueuses respiratoires, une marche progressive d'avant en arrière et de dehors en dedans, à partir des amygdales, des piliers du voile du palais et de la partie postérieure du pharynx jusqu'aux ramifications bronchiques, en se localisant plus spécialement dans le larynx et dans la trachée. Il arrive quelquefois, il est vrai, que les fausses membranes, au lieu de se borner aux seuls canaux aériens, semblent vouloir envahir tout l'organisme. On voit alors les productions morbides surgir spontanément sur toute muqueuse présentant la plus légère excoriation, sur toute surface épidermique devenue le siège d'une phlegmasie si peu intense qu'elle soit. La diphtérie s'est alors généralisée; elle a revêtu cette forme plus redoutable encore peut-être que la forme laryngo-trachéale et qui, sous le nom de diphtérie maligne, constitue une sorte d'empoisonnement de tout l'organisme et tue à la façon des maladies septiques et pestilentielles.

Mais quelles que soient ses formes générales et ses manifestations locales, ce ne sont là que des variétés d'un même état pathologique, la diphtérie.

Les divergences de forme et de gravité que la maladie peut affecter, tiennent à une foule de causes: à la nature des tissus sur lesquels les concrétions pelliculaires se font jour, à la constitution, au sexe, à l'âge, à l'état idiosyncrasique du sujet en un mot, à l'intensité de la cause morbide et surtout à la prédisposition naturelle ou acquise en vertu des constitutions médicales régnantes. Comment contester d'ailleurs l'unité de cause et la spécificité étiologique des diverses formes de la diphtérie, quand on voit un malade affecté de diphtérie gingivale ou pharyngienne, par exemple, communiquer à d'autres, soit le Croup, soit la diphtérie cutanée, soit toute autre manifestation de l'affection pelliculaire. (Trousseau). M. le docteur Peter, de son côté, ne rapporte-t-il pas dans sa thèse inaugurale, l'exemple d'une famille composée de sept personnes chez lesquelles la diphtérie, en se propageant d'un individu à l'autre, présenta les dissemblances les plus marquées et dans la localisation des concrétions morbides et dans la gravité des états pathologiques? C'est qu'il en est de la diphtérie comme de la variole, par exemple, qui peut être tantôt discrète, tantôt confluente, mais qui, bénigne ou redoutable, n'en est pas moins toujours la variole.

La tendance de la diphtérie à se propager par transmission successive, sa contagiosité en d'autres termes, implique-t-elle sa transmissibilité par voie d'inoculation? M. Trousseau dit avoir vainement essayé de s'inoculer la diphtérie au moyen de piqûres pratiquées au bras, sur les amygdales et le voile du palais, avec une lancette trempée dans une fausse membrane récemment extraite de la trachée d'un enfant. M. le docteur Peter, de son côté, prétend avoir badigeonné inutilement ses amygdales, les piliers du voile du palais et la partie postérieure du pharynx avec un pinceau de charpie chargé de matières diphtéritiques.

Mais à l'encontre de ces essais négatifs, ne peut-on citer des faits non moins authentiques qui semblent militer en faveur de l'inoculabilité de la diphtérie? N'est-ce point par le fait d'une véritable inoculation que Valleix a été enlevé à la science et à ses nombreux admirateurs? On sait en effet qu'en examinant un jour la gorge d'une petite malade affectée d'angine croupale, Valleix reçut dans la bouche ou dans l'œil, un peu de salive lancée par l'enfant dans un effort de toux ; et deux jours après, malgré les soins les plus éclairés, malgré le traitement le plus énergique, le célèbre auteur du Guide du médecin praticien, mourait d'une diphtérie maligne caractérisée par un corysa couenneux des plus intenses. Faut-il citer encore l'exemple de ce médecin, victime de son dévouement à la science, pour avoir eu l'imprudence d'appliquer ses lèvres sur la plaie du cou d'un enfant auquel il venait de pratiquer la trachéotomie, dans le but d'aspirer le liquide sanguin qui s'épanchait dans le tube aérien et qui menaçait de suffoquer le petit opéré.

Devant de pareils faits, qui se sont reproduits bien des fois depuis quelques années avec une abnégation et un dévouement qui honorent le corps médical tout entier, est-on fondé à déclarer que la diphtérie n'est pas inoculable ? Que quelques hardis expérimentateurs comme MM. Trousseau, Peter, Bergeron, A. Millet (de Tours), etc, aient vainement tenté cette inoculation sur eux-mêmes, la chose n'a rien de bien extraordinaire, car les faits d'une immunité pareille ne sont pas rares dans l'histoire des maladies dont l'inocubilité cependant est la moins contestée. N'a-t-on pas vu, en effet, des sujets entièrement réfractaires à l'inoculation du vaccin, de la variole et même de la syphilis ? Et cependant, qui songerait à invoquer cette immunité de quelques-uns contre l'inoculabilité de ces affections virulentes pour tous ?

« Il ne faut pas oublier, d'ailleurs, que la diphtérie, comme
« toutes les maladies contagieuses, du reste, est la résultante
« du concours simultané de deux facteurs : le virus excitateur
« ou la cause morbigène, et l'aptitude du sujet qui le perçoit
« à en ressentir actuellement l'impression morbide. Pour que
« l'économie vivante, en effet, puisse concevoir une maladie
« déterminée sous l'excitation d'un virus externe, il ne suffit
« pas que l'agent provocateur soit virtuellement doué de toutes
« ses facultés au moment du contact, il faut encore que l'éco-

« nomie soit dans les conditions les plus favorables pour être
« morbidement impressionnée. » (Ch. Anglada).

Dans tous les cas, que la diphtérie soit inoculable ou non,
il n'en existe pas moins, de l'aveu de tous les pathologistes,
un agent provocateur spécial à l'évolution duquel l'affection
pelliculaire doit sa spécificité. Mais ce principe est-il distinct de la
fausse membrane qui lui servirait simplement d'enveloppe, ou
bien la concrétion pelliculaire elle-même a-t-elle subi en totalité
l'élaboration spécifique? En d'autres termes, le principe contagieux de la diphtérie est-il une substance distincte enveloppée
dans un liquide ou une membrane complètement inertes par
eux-mêmes au point de vue de la spécificité étiologique, ou bien
les concrétions morbides sont-elles devenues virulentes en vertu
d'une modification dans la nature ou la proportion des éléments
qui les constituent ?

Les physiologistes ont vainement cherché jusqu'à présent la
solution de ce problème. Ils se sont adressés tour à tour aux
micographes et aux chimistes ; mais, hélas ! sur le champ du
microscope comme au creuset de l'analyste, la production essentiellement diphtéritique ne diffère pas sensiblement de la concrétion membraniforme de l'angine couenneuse simple ; et cependant, quelle différence dans la gravité des signes pathognomoniques
et du pronostic de ces deux affections !

Même impuissance, d'ailleurs, quand il s'agit de différencier
physiquement ou chimiquement le mucus salivaire d'un chien
hydrophobe de celui d'un chien bien portant ; le pus d'une
pustule variolique de celui d'un chancre vénérien ou même d'un
simple phlegmon. Les recherches les plus minutieuses, les analyses
les mieux conduites, nous ont-elles signalé jusqu'ici la nature ou
la composition d'un seul virus, d'un seul agent miasmatique ?
Quelle est, au point de vue physique ou chimique, la différence
qui existe entre un air parfaitement salubre et un air incontes-

tablement imprégné des miasmes contagieux de la pourriture d'hôpital, du choléra, du croup, de la fièvre typhoïde, de la variole, etc. ?

La faculté commune à tous les virus, à tous les miasmes, de choisir spécialement telles parties de l'organisme de préférence à telles autres, pour y parcourir les diverses phases de leur évolution spécifique, jointe à une sorte d'antagonisme, de répulsion de ces principes morbigènes les uns pour les autres, a donné naissance à la théorie de l'animalité des virus. Malheureusement les observations microscopiques les mieux faites n'ont pu constater dans aucun virus, pas plus dans la concrétion membraniforme de la diphtérie, que dans les liquides qui la baignent, l'existence d'un seul animalcule microscopique, infusoire, vibrion ou microzoaire. M. Raspail, lui-même, dont l'habileté à manier le microscope n'est cependant contestée par personne, et qui avait d'ailleurs un intérêt capital à cette découverte pour appuyer sa théorie du parasitisme nosologique, n'a pu découvrir dans aucun des virus qu'il a examinés, la présence d'un seul de ces sarcoptes morbigènes qu'il annonçait devoir y exister.

A défaut de l'animalité des virus, qu'aucune donnée expérimentale ne venait confirmer, quelques physiologistes ont prétendu expliquer la spécificité de certains états morbides en comparant les virus, les miasmes, à autant de ferments spéciaux ayant chacun son individualité, son évolution à phases distinctes. Il se peut, et nous admettrions même assez volontiers, que dans l'action spécifique des virus et des miasmes morbigènes, il se passe un travail qu'on pourrait, jusqu'à un certain point, assimiler à une sorte de fermentation dont l'agent provocateur et les produits ultimes nous échappent, il est vrai, dont nous ne pouvons saisir du moins que les manifestations pathologiques. Mais en résulte-t-il, comme conséquence, que la maladie spécifique elle-même, soit uniquement le produit d'un phénomène, d'un acte purement chimique ? Evidemment non. Est-ce donc par suite d'une réaction chimique que la digitale ralentit les mouvements du cœur? Savons-nous en vertu de quels phénomènes les préparations du quinquina détruisent la périodicité des fièvres d'accès? Comment les iodiques et les mercuriaux agissent-ils pour annihiler l'action redoutable du virus syphilitique? En vertu de quelles propriétés le chloroforme détruit-il si complètement la sensibilité tactile? Ce sont là autant de questions dont la solution, quoique prétendent certains chimistes, pourrait bien n'être pas de la compétence de la science des phènomènes inter-moléculaires. Sans nier les services que la chimie a déjà rendus à l'art de guérir, et ceux plus nombreux encore peut-être qu'elle est appelée à lui rendre par la suite, il faut reconnaître pourtant que l'organisme vivant dispose de forces, de synergies spéciales dont nous ne voyons pas d'exemples analogues dans la nature inorganique, et que nous sommes forcés d'attribuer, il est vrai, à un moteur inconnu, — l'activité vitale, — ne pouvant ni les rapporter ni les comparer aux lois ordinaires qui régissent la composition et la décomposition des corps. Encourir le reproche satyrique adressé par M. Trousseau « aux chimiâtres qui « prétendraient ramener toute la pathologie à des réactions de « laboratoire, et subordonner les lois de la vie animale à celles « de la cornue, » n'est-ce point justifier en quelque sorte le dédain que professent, malgré tous les services rendus, quelques praticiens, très-recommandables d'ailleurs, pour l'immixtion de la chimie dans le domaine de la physiologie et de la pathologie médicales.

Quoiqu'il en soit, et pour en finir avec ces considérations préliminaires, si la nature intime et le mode d'action de l'agent provocateur du Croup nous échappent, nous savons du moins que ses manifestations morbides affectent une prédilection marquée pour les canaux aériens; que le plus ordinairement, (car le Croup d'emblée n'est rien moins que démontré, et la diphtérie généralisée est encore assez rare, Dieu merci), elles suivent une marche progressive de dehors en dedans, à partir de la cavité buccale postérieure jusqu'au larynx et la trachée. Nous

savons aussi que le Croup est trans missible par contagion miasmatique, qu'il a une grande tendance à se propager épidémiquement. Ne sait-on pas, en effet, que pour être morbidement
impressionné, il suffit quelquefois de séjourner un temps plus
ou moins prolongé dans un appartement dont l'air est imprégné
des émanations spécifiques dont un malade atteint du Croup
devient le foyer? Faut-il citer, à ce propos, l'exemple de ce
pauvre H. Blache, enlevé d'une manière si prématurée par une
diphtérie croupale, qu'il avait contractée en veillant très-assi-
dûment un petit malade auquel son oncle, M. P. Guersant,
venait de pratiquer avec succès la trachéotomie.

De tout ce qui précède il résulte pour nous que si l'agent
provocateur du Croup n'est pas gazeux par lui-même, il est
susceptible du moins, dans certaines conditions données, de prendre
la forme halitueuse, d'être alors entraîné et tenu en suspension
dans l'air à la faveur des produits gazeux de la respiration, de se
comporter en un mot à la façon de tous les miasmes. Après
cela, que la concrétion pelliculaire ou les mucosités qui la
baignent aient subi l'élaboration spécifique; que le principe
morbigène soit distinct ou non de la fausse membrane; qu'on
l'appelle ferment, sporule, virus ou miasme, peu importe. Il
nous suffit d'avoir constaté que dans le plus grand nombre de
cas, l'air est à n'en pas douter le véhicule à la faveur duquel
l'agent provocateur du Croup pénètre dans l'économie; par cela
même, l'air n'est-il pas aussi le véhicule auquel il conviendra
de s'adresser, si l'on veut essayer de prévenir avec quelques
chances de succès l'évolution spécifique du miasme diphtéritique.

La première condition hygiénique à remplir, en temps d'épidémie de Croup, est donc, d'abord, d'aérer convenablement les
appartements que l'on occupe habituellement, les chambres
à coucher principalement; puis d'opérer des fumigations appropriées, dans le but d'annihiler l'action des miasmes contagieux dont l'air renouvelé pourrait se trouver imprégné lui-
même.

L'emploi des fumigations, d'ailleurs, comme moyen de purifier l'air, remonte à la plus haute antiquité. Dans nos contrées, les fumigations de vinaigre sont d'un usage populaire et journalier; chez les peuplades d'Orient, on emploie de préférence les fumigations aromatiques. Quant à leur utilité elle n'est pas contestable; le culte catholique lui-même ne semble-t-il pas en justifier l'emploi, en perpétuant de siècle en siècle, dans ses cérémonies les plus imposantes, les fumigations d'encens, autant en vue de purifier l'air du temple que tend à vicier la respiration des nombreux fidèles réunis dans son enceinte, que pour symboliser la combustion des victimes expiatoires de l'ancien testament?

Les données de la science, d'autre part, sont positives en ce qui concerne l'efficacité de certaines fumigations, sous le double rapport hygiénique et thérapeutique. L'action désinfectante du chlore, dans les fumigations Guytoniennes; les propriétés antiseptiques de la fumée des combustibles ligneux et houillers, riche en produits phéniques et acétiques; les bons effets des fumigations de goudron, d'iode, de baumes-résines, pour combattre certaines affections de la gorge, des bronches et des poumons; l'efficacité des principes volatils, des solanées vireuses, des fumigations arséniées et nitrogénées, pour combattre quelques névroses de l'appareil respiratoire, l'asthme principalement; enfin, les résultats favorables obtenus dans ces derniers temps pour la guérison de la coqueluche, par l'inhalation des vapeurs riches en produits phéniques, ammoniacaux et sulfuroïdes, qu'on respire dans le voisinage des épurateurs des usines à gaz; ce sont là autant de faits qui ne sont contestés par personne.

On le voit, l'emploi de fumigations appropriées, chaque fois qu'il s'agit de combattre quelque affection de l'appareil respiratoire, donne ou est susceptible de donner les meilleurs résultats. De la connaissance de ces faits à l'idée d'essayer l'emploi de certaines fumigations médicamenteuses, au point de vue de la médication préventive du Croup, il n'y avait qu'un pas; car malgré sa gravité excessive, le Croup n'est pas moins en principe, une affection de l'organe laryngo-trachéal, débutant le plus souvent par une angine inflammatoire simple. L'emploi des fumigations, dans la médication préventive du Croup, était dicté d'ailleurs par cette autre considération, que n'exigeant pas le concours actif de la volonté du malade, ce mode d'administration convient tout spécialement dans la médecine et l'hygiène des enfants, dont, à quelques rares exceptions près, on connaît la répugnance pour tout ce qui est médicament.

Il est un autre fait qui n'a probablement échappé à aucun médecin d'usine, et sur lequel nous croyons devoir appeler l'attention d'une manière toute spéciale, car il a servi en quelque sorte de point de départ à nos recherches sur l'emploi préventif des fumigations phéniques : je veux parler de la rareté de certains maux de gorge épidémiques, chez les personnes qui vivent constamment dans une atmosphère habituellement imprégnée des vapeurs charbonneuses et légèrement empyreumatiques que l'on respire dans les forges, fonderies, usines à gaz et autres ateliers où l'on brûle des combustibles houillers. De nombreuses analyses nous ayant permis d'apprécier la composition de ces vapeurs fumeuses dans lesquelles, outre la présence de quantités d'iodes appréciables, nous avons pu constater des quantités variables de composés phéniques, naphtalinés, ammoniacaux, balsamo-résinoïdes, etc., il nous a paru intéressant de chercher à réaliser un composé médicamenteux dont la combustion dans les appartements permit de reproduire, jusqu'à un certain point, l'atmosphère spéciale, d'odeur *sui generis*, que l'on respire dans les usines à combustibles houillers et qui, dans la classe ouvrière, du moins, passe à tort ou à raison pour un excellent préservatif en temps d'épidémie.

Ce premier but de nos recherches atteint, le médicament combustible une fois constitué, il nous restait à vérifier jusqu'à quel point nos prévisions se réaliseraient, à essayer enfin si les fumigations phéniques constitueraient, en temps d'épidémie de Croup, un moyen préventif doué de quelque efficacité.

Les premiers essais tentés dans cette voie, il y a cinq ou six ans, par nous et quelques-uns de nos amis du corps de santé de la marine impériale, ont été continués depuis par un certain nombre de médecins et de dames religieuses qui, dans les communes rurales, ont bien voulu nous prêter leur bienveillant concours.

Sans conclure à une efficacité absolue, les observations faites à l'occasion de quelques épidémies de Croup, sembleraient attribuer, du moins, à l'emploi préventif des fumigations phéniques, la rareté et la bénignité que, toute proportion gardée, la diphtérie croupale a affectées dans les maisons où ces fumigations ont été opérées avec intelligence et continuité. Ces conclusions pourraient être plus affirmatives peut-être ; mais on sait combien il est difficile de porter un jugement motivé sur l'efficacité préventive de fumigations faites un peu à bâtons-rompus jusqu'ici et en dehors des conditions favorables que l'on ne saurait rencontrer que dans les grands centres populeux où les hospices d'enfants peuvent consacrer quelques salles entières à ce genre d'expérimentation.

Si incomplets pourtant que soient les résultats obtenus dans ces premiers essais, ils sont de nature à justifier l'intérêt avec lequel notre travail a été accueilli jusqu'à présent par les divers médecins auxquels nous avons cru devoir le communiquer, et à légitimer les expériences sur une plus vaste échelle que nous venons de solliciter de l'initiative de l'académie de médecine, comme confirmation de nos recherches.

Les fumigations phéniques joignent à une innocuité complète vis-à-vis des organes respiratoires, des propriétés stimulantes, incisives telles, que quelques médecins ont cru pouvoir, sur nos indications, en essayer l'emploi pour combattre la grippe et la coqueluche d'abord, puis, comme médication de symptômes, au début de quelques fièvres éruptives qui, comme la rougeole, la scarlatine et même la variole, se compliquent assez ordinairement, au début, d'accidents inflammatoires du côté de la gorge, des bronches ou des poumons, – preuve évidente que les miasmes morbilleux, variolique, scarlatineux, ne prennent possession de l'organisme, qu'après avoir traversé l'appareil respiratoire dans lequel ils laissent toujours des traces plus ou moins profondes de leur passage. Si les résultats d'un petit nombre d'essais tentés dans cette voie venaient à être confirmés par la suite, nous nous croirions en quelque sorte autorisé à étendre davantage encore le cercle des conditions hygiéniques où l'emploi préventif des fumigations phéniques serait naturellement indiqué. Et voici les raisons sur lesquelles nous croyons pouvoir fonder notre espoir et nos prévisions à cet égard.

Tous ceux qui s'occupent de pathogénie médicale, savent et reconnaissent que l'invasion des diverses maladies épidémiques dont nous sommes tributaires, est due à la présence fortuite dans l'air, de principes morbigènes, de miasmes contagieux, qui doivent à leur tenuité et à leur légèreté, à leur forme gazeuse aussi, peut-être, de se mêler à l'air ou d'y rester en suspension; de s'élever quelquefois et de se maintenir, pendant un temps plus ou moins prolongé, à des hauteurs atmosphériques telles que nous restons complètement en dehors de leur sphère d'action ; puis d'être entraînés, à d'autres moments, par les pluies, brumes, vents et autres phénomènes météorologiques surgissant dans les régions occupées par ces miasmes, et de descendre alors à la surface de la terre, à des distances souvent considérables de leur point d'origine, pour y déterminer ces épidémies plus ou moins redoutables qui, sous les noms de peste, choléra, fièvre jaune, croup, fièvre typhoïde, variole, scarlatine, grippe, etc., font de temps en temps leur apparition parmi nous. C'est là, il faut bien en convenir, la seule explication rationnelle de l'invasion de ces maladies, qui surviennent brusquement, sans cause connue, que

ni quarantaine, ni lazaret, ni cordon sanitaire, ne peuvent arrêter,
complètement du moins, et qui, leur marche habituelle parcourue,
disparaissent aussi brusquement qu'elles étaient venues.

Plusieurs de ces affections sont plus spéciales, il est vrai, à
certaines contrées qu'elles ne quittent jamais entièrement : telles
la peste en Orient, le choléra en Asie, la fièvre jaune au Mexique et
aux Antilles, le croup, la grippe et la coqueluche aux pays froids
et brumeux, etc. Mais cette prédilection marquée des miasmes
épidémiques pour certains pays, pour certaines régions où semblent
se rencontrer les conditions les plus favorables pour leur évolution
spécifique, nous la retrouvons également dans la localisation cons-
tante de leurs manifestations pathologiques, dans telles parties de
l'organisme, de préférence à telles autres. C'est ainsi que le
miasme croupal, par exemple, affecte spécialement, en quelque
sorte, les muqueuses respiratoires, le larynx et la trachée principalement, tandis que le miasme typhique, au contraire, porte son
action sur la muqueuse intestinale, les glandes de Peyer, et ainsi
des autres. Or, si différents que l'on suppose ces divers agents
miasmatiques, à en juger du moins par la diversité des états
morbides qui manifestent leur présence active dans l'économie,
ils ont tous pour caractère commun de pénétrer dans l'organisme
à la faveur de l'air inspiré; tous par cela même nous semblent
justiciables des mêmes moyens préventifs; l'emploi des fumigations phéniques est donc naturellement indiqué en temps d'épidémie et rentre par le fait dans les conditions d'une sage et bonne
hygiène. Nous n'avons, il est vrai, pour étayer notre conviction à
ce sujet, que le fait suivant qui nous avait frappé, lors de l'épidémie
de fièvre jaune qui a régné à la Guadeloupe, en 1847, époque
à laquelle nous avions l'honneur d'appartenir au corps de santé
de la marine de l'État. Nous avions remarqué, en effet, qu'au
moment où le vomito semblait exercer ses ravages avec le plus de
fureur, les marins embarqués sur le seul aviso à vapeur que
nous eussions alors sur rade de la Basse-Terre étaient bien moins
rudement éprouvés que ceux des goëlettes à voiles de la station.
Ce fait d'immunité, auquel nous ne crûmes pas devoir attacher

à l'époque une grande importance, et que quelques observations plus récentes sembleraient confirmer, n'a reçu encore, que nous sachions du moins, aucune explication satisfaisante. Ne serait-ce pas, par exemple, qu'à bord des vaisseaux mixtes, transports, avisos à vapeur et autres navires qui consomment des combustibles houillers pour l'alimentation de leurs chaudières, l'atmosphère est toujours imprégnée de fumée charbonneuse plus ou moins riche en produits balsamo-phéniques. Grâce aux relations de bonne camaraderie que nous avons conservées avec un certain nombre d'officiers de santé de la marine, occupant tant en France que dans nos diverses colonies de hautes positions médicales, nous nous occupons en ce moment de faire essayer l'emploi préventif des fumigations phéniques contre la fièvre jaune, la fièvre typhoïde, etc., et de vérifier jusqu'à quel point nos prévisions à cet égard peuvent être fondées. Il se peut que ces essais soient infructueux, nous le reconnaissons ; mais comme ils ne sauraient présenter ni danger, ni inconvénient, nous nous croyons autorisé à demander le concours bienveillant de chacun des membres de la grande famille médicale.

Les fumigations phéniques, nous ne saurions trop le répéter, n'ont pas la prétention de constituer un moyen curatif, dans l'acception propre du mot. Destinées à un rôle tout hygiénique, il ne faut pas attendre, pour en faire usage, que la maladie exerce ses ravages autour de nous. Quand une épidémie se déclare, en effet, personne ne peut prévoir à l'avance quelles seront ses premières victimes ; et si nous ne sommes par sur nos gardes, qui nous garantit que les premières atteintes du mal ne porteront pas sur nous ou les nôtres ?

En ce qui concerne la médication préventive du Croup, l'emploi des fumigations phéniques ne peut, dans aucun cas, dispenser les parents de l'obligation de soumettre de temps en temps les enfants à la visite du médecin, pour peu surtout que l'on puisse soupçonner un commencement d'invasion, qui serait dénoté par de la toux, de l'enrouement, une rougeur des amygdales ou de l'arrière-gorge, par une gêne quelconque enfin dans la déglutition ou dans la respiration. L'excès de prudence, vaut toujours mieux qu'une trompeuse sécurité; et quand il s'agit d'une maladie à marche aussi rapide et surtout aussi insidieuse que le Croup, il ne faut jamais perdre de vue que le moindre retard dans l'appel du médecin, et par suite, dans l'application du traitement curatif, peut être fatal. La période du Croup confirmée, en effet, suit quelquefois de si près la période d'invasion, qu'il peut arriver tel cas où, si le médecin non prévenu n'a pu visiter en temps opportun la gorge du malade, la gravité du mal n'apparaît ostensiblement que lorsqu'il est déjà trop tard pour y porter remède.

Dès qu'un premier cas de Croup se déclare dans une localité, il convient donc d'opérer sans aucun retard des fumigations préventives. A cet effet, on fixe une plaque de charbon phénique, par son milieu, sur la pointe d'un petit support métallique approprié à cet usage, et on en allume les deux pointes opposées; le charbon phénique se consume lentement, mais avec régularité, en répandant dans l'atmosphère confinée de l'appartement des fumées d'une odeur balsamo-empyreumatique qui rappelle beaucoup l'odeur spéciale que l'on respire dans les usines à combustibles houillers.

Dans les hôpitaux, les casernes, les salles d'asile, les écoles communales, etc., le charbon phénique en tablettes pourrait être remplacé par une poudre balsamo-phénique, que l'on brûlerait sur des charbons incandescents, à la manière de l'encens d'église. Ce mode de fumigation, beaucoup plus rapide, est par cela même d'un emploi plus commode et plus avantageux, dans les établissements dont les vastes salles sont occupées par un nombreux personnel.

Les fumigations phéniques devront être opérées de préférence le soir au moment du coucher; car c'est surtout pendant la nuit que les miasmes épidémiques trouvent l'organisme vivant dans les prédispositions les plus favorables pour être morbidement impressionné. A ce moment, en effet, notre résistance instinctive contre les nombreux agents morbides qui nous entourent de toutes parts, semble annihilée; toutes les fonctions de la vie de relation sont assoupies; notre volonté est anéantie; nous sommes donc en réalité à la merci du premier miasme pouvant exister dans l'air que nous respirons.

Il serait prudent, toutefois, de renouveler les fumigations phéniques de temps en temps, dans le courant de la journée et même dans le courant de la nuit, pour peu surtout que la maladie affecte une certaine gravité dans sa marche épidémique. On devra même, dans ce cas, faire un usage fréquent, sinon continu, de la cigarette phénique qui se fume à la manière des cigarettes de camphre, et que l'on activerait de temps à autre, au besoin, en y versant une goutte de baume phénique.

CHAPITRE II.

TRAITEMENT DU CROUP.

Jusqu'ici nous n'avons envisagé la diphtérie croupale qu'au point de vue des moyens à employer pour en prévenir l'invasion. Il nous reste à passer en revue maintenant l'ensemble des moyens dont l'application constitue le traitement curatif, et les modifications dont ces moyens semblent susceptibles.

La médication du Croup, abstraction faite de toute idée préconçue touchant la nature intime de l'agent provocateur, l'origine et le mode de formation des concrétions pelliculaires, comprend trois indications bien distinctes à remplir :

1° Détruire la vitalité des exsudations plastiques, et favoriser leur séparation des muqueuses sous-jacentes ;

2° Déterminer leur élimination au dehors, au moyen d'un vomitif approprié ;

3° Combattre leur tendance à se reproduire, et à envahir de proche en proche toute la cavité du tube aérien.

1° MÉDICATION TOPIQUE.

EMPLOI DE LA CRÉOSOTE PHÉNIQUE.

L'emploi de la médication topique convient surtout, au début de la maladie, dans la période d'invasion, alors que les productions morbides bornées à certains points de la muqueuse pharyngienne n'ont encore envahi ni le larynx ni la trachée.

Parmi les nombreux agents proposés pour remplir cette indication, le nitrate d'argent vient se placer en première ligne. Ce topique, en effet, présente toute la causticité voulue pour abolir instantanément la vitalité des fausses membranes en détruisant leur trame organique ; et cependant, en raison de son énergie même, ce caustique n'est pas sans présenter quelques inconvénients dans la pratique. En se servant du crayon de nitrate d'argent, par exemple, on risque fort, quelque précaution que l'on prenne et quelle que soit la perfection du porte caustique employé, de laisser intacts certains points qu'il eût été nécessaire de cautériser ; et d'autre part, si l'on recourt à l'emploi de la solution concentrée du sel argentique, il est assez difficile, pour ne pas dire impossible, de limiter strictement la cautérisation aux seuls points malades.

Nous en dirons autant du perchlorure de fer qui n'a d'ailleurs toute la causticité voulue qu'à la condition d'être acide, de l'acide chloridrique et des autres caustiques liquides, dont l'emploi, soit pur, soit sous forme de collutoires mellités, n'est nullement à l'abri du reproche mérité que l'on adresse à la solution argentique.

Jusqu'ici donc, en résumé, aucun des agents préconisés dans la médication topique du Croup, ne remplit, d'une manière satisfaisante du moins, la double condition de détruire la vitalité des concrétions morbides tout en respectant les muqueuses voisines non envahies.

Par une heureuse association de la créosote et de l'acide phénique avec quelques autres principes médicamenteux, nous avons constitué un topique escharotique qui manque à l'échelle des caustiques, étudiés d'une manière si remarquable, d'ailleurs, par le docteur Canquoin (de Dijon). Ce nouveau caustique doit à la nature et à la proportion de ses éléments constitutifs de pouvoir affecter successivement et indistinctement les trois états : solide, liquide et gazeux ; et de présenter une énergie moyenne que l'opérateur, du reste, peut modifier à son gré, soit pour l'exagérer, soit pour l'affaiblir.

Naturellement liquide, quand elle est en flacon bien bouché, la créosote phénique, a la propriété de s'épaissir à l'air, et de former, au bout de quelques instants, un magma gélatinoïde plus ou moins consistant ; sa volatilité d'autre part est telle, qu'elle se réduit entièrement en vapeur quand on la répand sur une pelle légèrement chauffée. Cette triple propriété, que peu de caustiques peuvent revendiquer, je crois, présente des avantages faciles à apprécier, et sur lesquels, par conséquent, nous ne croyons pas devoir insister bien longuement.

La créosote phénique, légèrement épaissie à l'air dans les mailles d'une petite éponge fine, ou mieux d'un petit tamponnet de coton convenablement emmanché, conserve quelque temps l'aspect d'une petite masse gélatineuse, assez liquide pour pou-

voir se modeler sur les membranes à cautériser, sous l'effort
d'une légère pression, assez solide aussi pour que l'on n'ait
pas à craindre la diffusion du caustique pendant les manœuvres de la cautérisation. C'est là un avantage des plus
importants, au point de vue de la médication topique du Croup,
surtout chez les enfants dont le mauvais vouloir, les mouvements brusques et saccadés sont, même pour les praticiens les
plus habiles et les plus expérimentés, de fréquentes causes
d'insuccès.

Supposons maintenant le cas trop fréquent, malheureusement,
où les fausses membranes aient franchi le larynx, gagné la
trachée, peut-être même les bronches ; la créosote phénique,
par sa volatilité, qui lui permet de pénétrer, par voie d'inhalation, jusqu'aux derniers recoins des cavités aériennes, et
d'atteindre les concrétions pseudo-membraneuses, si profondément qu'elles se soient propagées, vient encore constituer une
dernière ressource, alors que le médecin découragé, après
avoir vainement essayé tous les moyens thérapeutiques que
la science mettait à sa disposition, se voit forcé d'assister,
passivement en quelque sorte, au progrès du mal marchant à
grands pas vers une terminaison fatale. La cautérisation ainsi
faite à la faveur de l'air inspiré est limitée peut-être ; mais,
outre qu'il y aurait de graves inconvénients, comme chacun
sait, à faire pénétrer dans les bronches des vapeurs trop
caustiques, nous ferons observer que c'est le seul moyen qu'il
soit possible alors d'opposer à l'envahissement progressif du tube
aérien par les fausses membranes ; toute autre cautérisation est
impossible, la trachéotomie trouve bien des parents rebelles,
et est frappée d'impuissance d'ailleurs, l'asphyxie est ou peut
devenir imminente ; une dernière planche de salut se présente,
bien minime peut-être, nous est-il permis de la rejeter ? ·

L'énergie de la créosote phénique peut laisser à désirer,
nous ne l'ignorons pas, dans certains cas qui nécessitent l'emploi d'un caustique escharotique prompt et très-énergique ;

mais, nous le répéterons, il sera toujours facile d'augmenter ou
de restreindre l'énergie du caustique phénique, lequel, entre
les mains d'un praticien habile et intelligent, sera toujours
susceptible des applications les plus variées avec ou sans modifications dans la nature et la proportion de ses éléments constitutifs.

Le plus grand avantage de la créosote phénique, en dehors
de son énergie escharotique et de ses propriétés anti-septiques
et détersives, tient à sa faculté de pouvoir affecter, au gré de
l'opérateur, les trois états : liquide, solide et gazeux.

Sous la forme liquide, elle s'étend sur les tissus malades
d'une manière uniforme, les pénètre assez profondément quelles
que soient la sinuosité de leur surface et l'irrégularité de leur
forme, s'y modèle, puis s'épaississant à l'air, y forme une
sorte d'enduit plus ou moins consistant, peu perméable à l'air,
et qui, son action escharotique produite, se détache et s'enlève
très-facilement. La créosote phénique liquide est donc très-
commode pour la cautérisation des plaies occupant de larges
surfaces, des tissus sinueux et profondément déchiquetés :
sphacèles cancéreux, chancres phagédéniques, morsûres de
chiens enragés, etc.

La créosote gélatineuse ou légèrement épaissie à l'air,
convient au contraire pour les cautérisations limitées. Dans ce
cas, en effet, l'action escharotique est uniquement déterminée
par l'énergie de la pression exercée ; l'opérateur est donc toujours maître de son caustique; il peut limiter la cautérisation
ou l'étendre à son gré.

Enfin l'emploi de la créosote phénique, sous forme de fumigations caustiques, a son importance aussi, en ce qu'il permet
d'atteindre les productions morbides jusque dans les cavités qui
ne sont accessibles qu'à l'air ; le tamisage du caustique à
travers l'air d'autre part, l'adoucit d'une manière notable et en

rend par suite l'application possible dans des cas ou d'autres caustiques ne seraient ni supportés ni même applicables.

Nous ne croyons pas devoir insister plus longuement sur les propriétés et les avantages du caustique phénique, dont chaque praticien trouvera, nous en sommes persuadé, des applications nombreuses et variées dans sa pratique journalière.

2° MÉDICATION VOMITIVE.

EMPLOI DE L'IPÉCA PHÉNIQUE.

Parmi les agents les plus propres à remplir cette indication, l'émétique a eu le pas, pendant longtemps du moins ; car, aujourd'hui, le tartre-stibié semble perdre de jour en jour de son importance dans la médication vomitive du Croup. Il faut reconnaître, en effet, que le tartre-stibié administré à doses souvent répétées, finit, dans un grand nombre de cas, par agir comme contro-stimulant ; de telle sorte qu'au bout d'un certain temps, la tolérance s'établissant, il devient impossible de provoquer le vomissement, quelle que soit la dose d'émétique administrée. Il en résulte, qu'inutile dans un grand nombre de cas, le tartre-stibié peut même devenir nuisible, en ce qu'il a pour résultat médiat de débiliter la constitution du malade et de rendre la trachéotomie, sinon impraticable, du moins presque toujours inefficace. Cette action contro-stimulante de l'émétique, explique la proscription formelle dont un grand nombre de praticiens distingués, M. Trousseau entr'autres, frappent l'usage de ce vomitif dans le traitement de la diphtérie laryngo-trachéale.

Après l'émétique, nous mentionnerons le sulfate de cuivre préconisé par MM. Missoux, Godefroy, Béringuier, etc. Pour notre compte, nous ne voyons pas trop jusqu'à quel point le sulfate de cuivre, ainsi que le sel de zinc vanté par quelques praticiens, serait à l'abri des reproches mérités que l'on adresse au tartre-stibié. Ces vomitifs, en effet, sont des agents éminemment toxiques, dont l'emploi, alors même qu'il est pratiqué avec toute la prudence voulue, n'est pas sans agir d'une manière fâcheuse sur l'organisme de certains enfants.

C'est sans doute en vue de prévenir les accidents qui semblent inhérents à l'emploi des vomitif salins, qu'un grand nombre de médecins préfèrent provoquer le vomissement au début de la diphtérie croupale, par les manœuvres de la cautérisation, par la titillation de la luette, par l'instillation de poudres cathérétiques, ou par tout autre moyen qu'ils jugent opportun. Il faut reconnaître pourtant que la généralité des thérapeutistes est demeurée fidèle à l'emploi des vomitifs, à l'emploi de l'ipéca, surtout, auquel on pourrait reprocher cependant de n'avoir pas toute l'énergie désirable vis-à-vis de certains enfants qu'un état idiosyncrasique spécial rend rebelles à son action.

Il y a quelques années, MM. Laugier et Bouchardat avaient signalé les propriétés remarquables qu'acquiert la solution alumineuse de Mentel, par la simple addition d'une très-petite quantité de benjoin, c'est-à-dire d'une substance douée, en apparence du moins, d'une activité médicamenteuse fort restreinte. Ce fait intéressant nous donna l'idée d'essayer successivement et conjointement l'action du goudron, des baumes incisifs du Pérou et de Tolu, de la naphtaline et de l'acide phénique sur les propriétés vomitives de la racine brésilienne, dans l'espoir de les exalter sensiblement. Le résultat de nos recherches a été la composition d'un vomitif bien plus énergique que l'ipéca ordinaire, et qui convient spécialement dans la médecine des enfants,

La dose vomitive de l'ipéca phénique varie entre 2 et 6 pastilles, suivant l'âge et la constitution de l'enfant. La dose de 6 pastilles est presque toujours suffisante pour provoquer des vomissements abondants, même chez les enfants ordinairement rebelles à l'action de l'ipéca.

Nous croyons devoir recommander aussi à l'attention des thérapeutistes, comme stimulants bronchiques, des tablettes balsamo-phéniques (sans ipéca), douées de propriétés incisives pectorales marquées.

3° MÉDICATION SPÉCIFIQUE.

EMPLOI DES FUMIGATIONS PHÉNIQUES.

A l'époque où la doctrine physiologique de Broussais dominait toute la pathologie médicale, les concrétions morbides de la diphtérie ne pouvaient manquer d'être assimilées à des poussées inflammatoires résultant d'une exubérance de plasticité de sang; la médication anti-phlogistique était la conséquence naturelle de cette manière de voir. Malheureusement cette médication n'a jamais compté que des insuccès. Aussi l'emploi des émissions sanguines est-il généralement abandonné aujourd'hui dans le traitement d'une affection qui, comme la diphtérie, n'a qu'une tendance déjà trop marquée à se compliquer d'accidents adynamiques ; et si quelques médecins y recourent encore de temps à autre, ce n'est qu'au début de la maladie, comme médication de symptômes, et seulement chez des sujets vigoureux et doués d'une constitution pléthorique.

A la suite de la médication anti-phlogistique, nous relaterons, mais pour mémoire seulement, l'emploi des vésicatoires et des revulsifs, préconisés autrefois par les humoristes, et qui, bien que recommandés encore par quelques praticiens, M. le docteur Luczinski (de Vienne) entr'autres, sont assez généralement proscrits aujourd'hui, comme inutiles et même comme dangereux, en ce qu'ils peuvent développer quelquefois une complication grave, la diphtérie cutanée.

Aujourd'hui que la doctrine spécifique de Laënnec et de Bretonneau a renversé l'édifice du physiologisme de Broussais, la thérapeutique s'inspirant, non plus de l'élément pathologique, mais de la spécificité de la cause morbide, la médication anti-phlogistique a dû céder le pas à la médication altérante, laquelle, pour la généralité des thérapeutistes, constitue véritablement le seul traitement spécifique de la diphtérie croupale.

Parmi les agents de la médication substitutive préconisés avec le plus de succès dans le traitement du Croup, nous devons citer en première ligne les mercuriaux : la pommade napolitaine double, en frictions répétées autour du cou et dans le voisinage des glandes parotidiennes, et surtout le calomélas administré à doses successives et fractionnées, par la méthode du docteur Law. Les partisans de la substitution hydrargyrique ne pourraient-ils pas essayer l'administration du calomel sous forme de fumigation ? Il nous semble, en effet, que les inha-lations mercurielles auraient une action plus directe encore, peut-être, sur les muqueuses laryngo-trachéales. Suivant l'opi-nion la plus accréditée, on le sait, le calomel administré à doses altérantes, commence par développer une inflammation spécifique des muqueuses buccales, qui s'étend de proche en proche jusqu'au larynx et la trachée, ensuite de laquelle les concrétions morbides soulevées par la secrétion inflammatoire de la muqueuse sous jacente subiraient une altération notable, deviendraient molles, diffluentes et susceptibles, enfin, d'être expulsées par tout agent propre à provoquer le vomissement. Mais, à ce titre, les fondants, proprement dits, les alcalins, le nitre, le sel marin, le bicarbonate de soude préconisé par M. Marschall de Calvi, le chlorate de potasse du docteur Isambert, le chlorate de soude du docteur Barthez, etc., rentre-raient aussi dans la classe des agents spécifiques de la diphtérie croupale, puisqu'ils contribuent dans une certaine mesure à amener la diffluence des fausses membranes. Le sulfate de cuivre, le nitrate d'argent, l'émétique à haute dose, la créosote phénique elle-même et tous les agents de la médication topique, auraient aussi des titres pour prétendre à cette spécificité par la phlegmasie déterminée qu'ils viennent substituer à l'inflammation spécifique encore mal connue du Croup.

A l'opposé de la médication anti-phlogistique et de la médication altérante, nous avons la médication tonique, fondée sur l'hypothèse qui attribue le développement des fausses membranes à un défaut de plasticité du sang, dont les éléments fibro-albumineux, trop fluides pour rester contenus dans les vaisseaux superficiels, exsuderaient à travers les membranes et viendraient former à la surface des muqueuses aériennes, primitivement phlogosées, le coagulum pseudo-membraneux qui constitue le sigue pathognomonique essentiel de la diphtérie.

Cette explication de l'origine des fausses membranes a pour conséquence naturelle l'emploi des toniques, parmi lesquels la préférence est assez généralement acquise au per chlorure de fer neutre à 30°. Suivant M. Aubrun, le sel ferrique agirait comme tonique névrosthénique; il aurait pour effet de corroborer le principe vital déprimé, de remonter l'organisme appauvri par le miasme diphtéritique. Suivant M. Jodin, qui assimile les productions morbides du Croup à des plaques fungiques résultant de l'évolution de sporules végétaux charriés sur les muqueuses aériennes par l'air inspiré, le sel ferrique se comporterait à la manière des agents parasiticides; mais cette hypothèse parait en opposition avec l'observation microscopique qui montre les fausses membranes comme constituées uniquement par de la fibrine coagulée, englobant çà et là quelques globules de pus, de sang, quelques débris de membranes épithéliales. Suivant MM. Mercier et F. Isnard, au contraire, l'action du sel ferrique serait plus spécialement chimique. Il modifierait les éléments fibro-albumineux du sang dont il augmenterait la plasticité, s'opposerait à leur sortie des vaisseaux et préviendrait ainsi la formation des fausses membranes; puis il agirait médiatement sur les muqueuses respiratoires, et déterminerait une coagulation de leur trame élémentaire dont l'effet serait de prévenir la résorption fibrineuse, et d'empêcher par suite la diphtérie de se généraliser.

Nous ne croyons pas devoir pousser plus loin l'examen des divers moyens qui ont été proposés pour remplir l'indication du traitement spécifique de la diphtérie laryngo-trachéale. Quels que soient les faits dont puissent s'étayer les partisans des diverses hypothèses qui ont cours pour expliquer l'origine et le mode de formation des concrétions pséudo-membraneuses, nous n'avons pas à nous prononcer sur leur valeur relative; l'expérience et l'observation clinique, voila les meilleurs et même les seuls juges dans des questions de cette nature. Que les concrétions pelliculaires, après tout, résultent d'une exhubérance ou d'un défaut de plasticité du sang, peu importe; cette modification, en effet, ne saurait être envisagée comme cause déterminante, mais bien plutôt comme effet consécutif. La preuve que la formation des fausses membranes ne dépend pas en réalité d'une différence de quantité dans la proportion des éléments fibro-albumineux du sang, c'est que nous voyons journellement le Croup attaquer indistinctement aussi bien les enfants chétifs et débilités que ceux qui sont doués d'une constitution robuste et vigoureuse. Cette exagération ou cette insuffisance de plasticité du sang serait-elle d'ailleurs un fait constant et avéré, – et il n'en est rien, – qu'elle ne saurait constituer un caractére spécifique de la diphtérie, car ces modifications pathologiques du sang se rencontrent également dans une foule d'autres maladies fort dissemblables.

Pour résumer la discussion raisonnée à laquelle nous venons de nous livrer, nous dirons :

En ce qui concerne la médication spécifique du Croup, la science ne possède aucune donnée positive. En conseillant l'emploi préventif des fumigations phéniques pour remplir cette indication, nous n'avons, pour nous étayer, qu'un nombre de faits bien restreint, il est vrai; mais, dans la sphère bornée où nous sommes placé, nous n'avons heureusement pas tous les jours le Croup à nos portes. L'emploi des fumigations phéniques, d'ailleurs, laisse au médecin toute son initiative personnelle, toute sa liberté d'action; ces fumigations ne peuvent que seconder sa médication, quel que soit le mode de traitement qu'il veuille adopter.

Qu'il choisisse entre le physiologisme de Broussais et la doctrine spécifique de Bretonneau; entre la médication antiphlogistique avec son cortège de sangsues, vésicatoires. etc., et la médication substitutive par les mercuriaux; qu'il emploie l'alun et le borax de préférence au tannin et au per chlorure de fer; le chlorate de potasse de préférence au sel marin et au bi-carbonate de soude; qu'il adopte l'émétique ou le sulfate de cuivre de préférence à l'ipéca, avec ou sans addition de tartre-stibié ou de baume phénique; que, pour la cautérisation de la gorge, enfin, il opte entre le crayon et le soluté de nitrate d'argent, entre le collutoire chlorhydrique mellité et la créosote phénique, il ne nous appartient ni de guider ni d'influencer son choix.

Notre seul but a été de mettre sous les yeux des thérapeutistes quelques nouveaux composés médicamenteux, qui ont fait leurs premiers pas sous nos auspices, et qui réclament aujourd'hui la bienveillance et l'appui de tous les praticiens de bonne volonté, de tous les amis du progrès en thérapeutique.

Laval, le 15 décembre 1864.

L. HERLAND.